LA DIPHTHÉRIE

NATURE ET TRAITEMENT

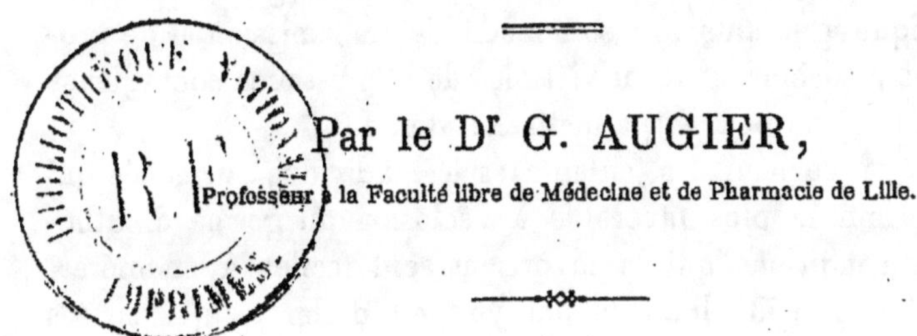

Par le Dr G. AUGIER,

Professeur à la Faculté libre de Médecine et de Pharmacie de Lille.

Pendant ces dernières années de nombreuses recherches ont été faites sur la diphthérie; les unes ont eu pour but de chercher à découvrir sa véritable nature, les autres ont été surtout dirigées du côté de la thérapeutique, et quelques succès remarquables obtenus par l'emploi du jaborandi ou de son alcaloïde, la pilocarpine, ont provoqué de nombreuses publications sur ce sujet; nous nous proposons de faire une revue rapide des différents travaux publiés à ce double point de vue.

Quand on parcourt les documents accumulés dans les publications périodiques il est facile de constater que la plupart des travaux entrepris sur ce point ont été provoqués par les remarquables succès obtenus par M. Pasteur et ses élèves dans l'étude d'un certain nombre de maladies infectieuses et contagieuses soit chez les animaux, soit chez l'homme.

Les microbes et leur action pathogénique sont à l'ordre du jour : il semble que la clef d'une partie très importante de la pathologie se trouve dans ces inoculations et ces cultures dont M. Pasteur a vulgarisé les procédés.

Parmi les maladies essentiellement contagieuses et infectieuses, la diphthérie était spécialement désignée pour provoquer de multiples recherches.

Alors que dans les autres maladies il faut aller à la découverte de l'agent contagieux dans les parties solides ou liquides de l'organisme et faire de nombreux essais de culture pour en reconnaître exactement le siège, ici le produit destiné à l'expérimentation est facile à trouver : la fausse membrane qui, par sa production à la surface des muqueuses ou de la peau dénudée, caractérise pour tous les médecins la diphthérie, est évidemment le corpus delicti et c'est sur elle que doivent porter les recherches d'histologie et de pathologie expérimentale.

Il est inutile d'insister sur la réalité de la contagion de la diphthérie : quoique ignorants sur son mode de transmission et de propagation, les médecins, souvent victimes de la puissance contagieuse de cette maladie, ne peuvent la mettre en doute.

On sait que ce sont les enfants et les individus surmenés qui offrent le terrain le plus favorable à l'éclosion du germe diphthéritique. Les conditions qui la favorisent sont faciles à énumérer. Chez les enfants, l'épithélium du pharynx ou du larynx qui par ses stratifications forme une couche protectrice pour la muqueuse sous-jacente, a une très faible épaisseur : cette sorte de barrière épithéliale est facile à traverser pour les germes venus du dehors : ceux-ci apportés par la colonne d'air inspiré ou par les liquides ingérés se déposent sur les parties saillantes et s'y cultivent aisément (amygdales, piliers du voile du palais, cordes vocales). Chez les individus surmenés il y a une vitalité moindre des éléments épithéliaux des mêmes régions et on comprend que leur résistance aux influences nocives extérieures soit amoindrie. Qui n'a vu en 24 ou 48 heures se développer l'oïdium albicans à la surface de la muqueuse bucco-pharyngienne sous l'influence d'une maladie rapidement adynamique, surtout chez les vieillards.

En somme, début des lésions sur les parties en contact incessant avec les agents extérieurs, propagation de ces lésions à partir d'un point déterminé et envahissement progressif des régions voisines, en même temps pénétration dans le sang et infection générale après l'infection locale, enfin, nombreux faits irrécusables de contagion, telles sont les raisons qui, cliniquement, font croire à l'existence d'un germe dans la diphthérie ; aussi dès 1840, Henle attribue la contagion de la diphthérie à l'existence d'un *contage animé*.

Il semblait qu'il dût suffire d'examiner les fausses membranes diphthéritiques dans des conditions variées et à en faire l'inoculation pour avoir la solution du problème ; malheureusement les résultats, après examens sérieux, n'ont pas répondu à cette attente.

L'examen histologique des pseudo-membranes montre qu'elles sont formées par un réseau à mailles étroites dont les travées très délicates sont de nature fibrineuse. Dans l'intérieur des mailles de ce réseau sont en nombre variable des leucocytes et des cellules épithéliales : ces dernières ont subi une dégénérescence spéciale à laquelle Wagner, en la découvrant pour la première fois, avait attribué une importance excessive : elle consiste en une transformation vitreuse des cellules épithéliales et dans la production au sein de ces cellules de vacuoles irrégulières qui leur donnent un aspect aréolaire.

Ce mode d'altération n'a qu'une importance restreinte, et c'est la pénurie de données nouvelles sur ce sujet qui, à un moment donné, a mis en relief cette description.

Dans ces fausses membranes, outre le réseau fibrillaire, les cellules épithéliales dégénérées et les leucocytes, se trouvent des organismes inférieurs. Nous tombons ici dans la confusion et dans les descriptions plus ou moins fantaisistes : plusieurs expérimentateurs seraient parvenus à découvrir le véritable germe de la diphthérie et ils en ont donné une description minutieuse ; mais les microbes décrits sont différents les uns des autres et il n'y a pas ici cette unité dans les résultats qui est une preuve de leur réelle valeur.

Passons rapidement en revue les principaux travaux auxquels nous venons de faire allusion : En Allemagne, Œrtel, Letzerich, Eberth, Trendelenburg, Klebs ont publié des travaux soit d'anatomie pathologique soit de pathologie expérimentale et ont admis la nature parasitaire de la diphthérie, la présence de micro-organismes dans l'intérieur des exsudats, dans le sang et dans les tissus des individus atteints de diphthérie.

En France, Duchamp, Homolle, Cornil et en dernier lieu Talamon ont aussi donné le résultat de leurs expériences et de leurs recherches micrographiques : nous remarquerons dès maintenant combien les auteurs français ont été réservés dans leurs conclusions et ont pris garde de substituer à la réalité des faits une théorie parasitaire complète, édifiée pour soutenir des idées préconçues.

Ce reproche s'adresse surtout aux travaux de Letzerich qui, d'emblée, a constaté la réalité du parasite dans la diphthérie, et l'a baptisé du nom de zygodesmus fuscus, il prétend l'avoir cultivé, inoculé avec succès et poursuivi dans le sang et les tissus. Cet auteur se bornait à cultiver le microbe des pseudo-membranes sur du pain humide, puis formait une pâte qu'il déposait dans le vagin ou dans les culs-de-sacs conjonctivaux des lapins : ou encore il faisait avaler à ces animaux des fragments de ce pain remplis de spores ; la mort arrivait rapidement en 24 heures , 4 jours au plus tard et'on trouvait sur les muqueuses les altérations de la diphthérie.

Les mêmes expériences répétées par d'autres auteurs, ont donné lieu à des accidents que l'on doit attribuer à ceux que provoque l'introduction dans l'organisme de spores de mucédinées quelconques (aspergillus, penecillium).

Tommasi et Hueter (1868) paraissent avoir fait les premiers des expériences destinées à montrer la possibilité de la transmissibilité par inoculation de la diphthérie de l'homme aux animaux ; mais les accidents qu'ils ont produits sont plutôt le résultat d'un empoisonnement septique qu'une véritable infection diphthéritique, aussi les ont-ils interprétés en disant que les substances albumineuses, selon le degré de leur altération, déterminent tantôt des accidents septiques et tantôt des lésions diphthériques. Evidemment cette interprétation est trop large et elle est fautive comme celle que Leplat et Jaillard avaient opposée aux expériences de Davaine et de Pasteur à propos de la bactéridie charbonneuse.

En 1869, Trendelenburg publia 11 cas d'inoculations positives, diphthéritiques sur des lapins ; ces résultats furent contrôlés par une série d'expériences faites à l'aide de corps étrangers portés dans la trachée de lapins qui ne donnèrent jamais lieu à des manifestations diphthéritiques.

Œrtel en 1871, puis Duchamp sous l'inspiration de Chauveau confirmèrent les expériences de Trendelenburg. L'action locale des produits diphthéritiques sur les voies respiratoires paraissait démontrée , malgré les résultats contradictoires publiés ultérieurement par S. Marcuse.

M. Homolle, dans une série d'expériences faites à la même époque, a montré qu'il fallait faire toutes réserves à propos du succès des inoculations sous-cutanées de fausses membranes ou de sang ; ces inoculations provoquent des accidents de septicémie rapidement mortelle mais non les manifestations typiques de la diphthérie.

Klebs a expérimenté sur des pigeons et des chiens : en injectant à ces animaux les liquides de culture contenant le *micrococcus diph-thericus* qu'il prétend avoir isolé, il a déterminé des accidents sans caractère spécial qu'il n'est pas possible d'attribuer à la diphthérie.

Nous arrivons aux récentes recherches de Œrtel (1881) et à celles de Talamon (1881) qui paraissent s'être placés, mieux que les expérimentateurs précédents, à l'abri des causes d'erreur.

Depuis 1871, Œrtel poursuit ces mêmes recherches et il persévère dans l'interprétation de l'origine parasitaire de la diphthérie : l'ensemble de ses travaux sur ce sujet présente un grand intérêt et nous en empruntons l'analyse à la Revue médicale de Louvain (janvier-février 1882).

Pour Œrtel, les microbes sont les agents de la diphthérie : ces agents se trouvent non seulement sur les muqueuses malades dans le mucus et la salive buccale, mais aussi dans le sang et même dans tous les tissus du corps : Rosenbach aurait même produit la diphthérie par l'inoculation de parcelles du cœur prises chez les individus ayant succombé à la diphthérie.

Si l'on examine au microscope une membrane diphthérique, on la trouve criblée d'une multitude d'organismes inférieurs appelés micrococcus. Leur petitesse est extrême ; avec les grossissements ordinaires, ils se trouvent sur les limites de l'acuité visuelle. (Nous verrons bientôt combien ces indications diffèrent de celles de M. Talamon).

La multiplication de ces micrococcus est des plus active : ils provoquent une réaction inflammatoire dans les éléments cellulaires de la région, réaction qui se manifeste sous forme de transsudation séreuse et d'émigration cellulaire, ou bien sous forme de dépôts fibrineux avec rétention dans le reticulum des cellules proliférées ou émigrées et des micrococcus.

Par eux-mêmes, les produits d'exsudation n'ont rien de spécial, ils sont semblables aux pseudo-membranes que l'on produit par des cautérisations à la surface des muqueuses ou à celles qui se développent dans le cours de la variole, scarlatine, fièvre typhoïde.

Ce qui est spécifique dans la diphthérie ce n'est pas la lésion, c'est l'agent qui la détermine.

Grâce à l'exsudation et à l'émigration cellulaire, les parties superficielles de la muqueuse sont séparées des tissus environnants. Si la partie nécrosée renfermait à elle seule tous les microbes, l'affection marcherait rapidement vers la guérison, mais ce ne sont que les parties les plus farcies de microbes qui sont éliminées.

Au-dessous d'elles existe une zone d'infection moins intense, de nouvelles membranes peuvent s'y former, pendant que plus profondément encore les colonies microbiennes s'étendent de proche en proche, s'engagent dans les vaisseaux lymphatiques et sanguins et vont infecter l'organisme tout entier.

C'est ainsi qu'on les trouve dans le tissu conjonctif, le tissu adipeux, dans les réseaux lymphatiques, les capillaires, les ganglions lymphatiques, dans le sang, et entre les fibres musculaires, à travers lesquelles passe la canule des trachéotomisés.

Chez les lapins en expérience, Œrtel a vu des amas de microbes dans les tubes urinifères et dans les corpuscules de Malpighi ; ils avaient déterminé dans les reins une inflammation parenchymateuse.

Dans les cellules du pus, on peut les constater jusque contre le noyau de la cellule, à l'intérieur de laquelle ils se multiplient.

Œrtel avoue que les caractères morphologiques et le mode de multiplication du microbe diphthéritique ne présentent rien de caractéristique : on n'a pas trouvé d'agent chimique capable de le distinguer ; enfin, il n'a pas été possible de suivre les métamorphoses probables d'après les analogies de cet organite en bâtonnet et en spore ; on ignore s'il peut se transformer ou s'il conserve toujours les mêmes propriétés.

De ces travaux il résulte une probabilité et non une certitude de la nature parasitaire du contagium diphtérique ; des affirmations multipliées ne valent pas une série d'expériences précises basées sur la culture extra-organique et l'inoculation successive des produits morbides.

M. Talamon paraît s'être rapproché davantage de ce but et l'accueil fait à ses recherches par MM. du Cazal et Zuber (1) nous engage à en donner le compte-rendu.

Dans 8 cas de diphthérie cet auteur a pu extraire des pseudo-membranes, un microbe spécial, différent de ceux décrits par Letzerich, Klebs, Œrtel ; il l'a cultivé, et avec les liquides de culture il a pu, dans presque tous les cas, reproduire chez les animaux les fausses

---

(1) In *Revue des Sciences médicales* : Sur le rôle pathogénique des microbes (oct. 1881).

membranes et les lésions de la diphthérie. Ce parasite, d'après M. Talamon, aurait à l'état de développement complet la forme de myce-liums et de spores caractéristiques.

Les myceliums ont tantôt la forme de longs tubes cloisonnés, ayant depuis 2 jusqu'à 5 millimètres de large ; d'autres fois ils restent courts...... les spores sont de deux espèces : des spores rondes ou ovales, groupés en amas ou zoaglœas, ces spores ont de 3 à 5 millimètres de diamètre et c'est leur allongement qui constitue le myce-lium ; les autres spores sont rectangulaires, elles caractérisent l'espèce ; on les trouve tantôt isolées, tantôt groupées ou réunies en chapelets ou chaînettes en zigzag.

Dans une série d'expériences très importantes au point de vue des résultats, M. Talamon a placé trois jeunes chats d'une dizaine de jours, avec leur mère, dans un panier garni avec la litière qui avait servi à des lapins morts après inoculation. Les quatre animaux prirent la diphthérie ; la mère guérit, les trois petits moururent. On trouva chez eux dans l'arrière gorge et surtout la partie supérieure du pharynx une fausse membrane épaisse, d'un blanc verdâtre, peu adhérente ; des débris pseudo-membraneux dans le larynx, et une couche pseudo-membraneuse continue dans la trachée et les bronches.

Les pseudo-membranes avaient la structure de celles que l'on trouve dans le cas de diphthérie chez l'homme.

La culture de ces pseudo-membranes aurait donné à M. Talamon, l'organisme caractéristique décrit ci-dessus, mais pour un des animaux seulement ; l'autopsie des deux autres fut faite trop tard. M. Talamon aurait constaté que la culture des pseudo-membranes reste stérile quand on les prend sur le cadavre 24 heures après la mort.

Enfin, M. Talamon a cultivé des crottins de lapins morts de diph-thérie au bout de plusieurs semaines et les cultures se sont remplies de spores diphthériques.

Dans ces expériences, nous trouvons réalisées les conditions les meilleures: un microbe a été isolé par la culture, ce microbe réinoculé a reproduit la maladie primitive avec ses pseudo-membranes carac-téristiques et enfin celles-ci ont été inoculées avec succès.

Il est nécessaire maintenant d'attendre le résultat du contrôle et de voir si à l'aide des mêmes procédés, on obtiendra les mêmes résultats et surtout le même parasite.

A ce propos, M. Duclaux (1) fait quelques réserves qui ont une valeur très grande à cause de son expérience dans ces recherches spéciales.

Il remarque que le champignon de M. Talamon, formé de longs tubes cloisonnés de 2 à 3 millimètres de large, se divisant en éléments courts, pouvant se bifurquer, rappelle à s'y méprendre un champignon très répandu et dont les germes existent par milliers à la surface de tous les fromages affinés. Cela ne prouverait pas, ajoute M. Duclaux, qu'on doive lui refuser le rôle actif dans les lésions d'apparence réellement diphthéritique que M. Talamon dit avoir provoqué avec des liquides renfermant ce champignon, mais rien ne prouve non plus qu'on doive le lui accorder. Il peut avoir seulement accompagné l'être actif et être resté indifférent au phénomène ; il peut avoir aidé au rôle de l'élément actif, enfin, il peut avoir été seul à jouer un rôle, mais rien dans le travail de M. Talamon ne permet de se décider entre les trois hypothèses.

Malgré les réserves faites par M. Duclaux, les travaux de M. Talaman doivent, nous semble-t-il, être mis en lumière ; ils auront le mérite d'être le point de départ et comme la base de recherches ultérieures, et c'est de leur confirmation ou des résultats opposés que dépendront les nouveaux pas que fera la question de la nature du contage diphthérique.

Nous terminerons en donnant brièvement les résultats des recherches de M. Wood et de M. le professeur Cornil.

Le Dr Wood (2) a trouvé dans le sang d'individus atteints de diphthérie des micrococcus libres ou agglomérés, ou contenus dans les leucocytes. Ces globules blancs sont envahis par les micrococcus et finissent par éclater et le contenu mis en liberté, forme les amas dits *Zooglea*. Les mêmes micrococcus ont été trouvés dans les viscères et surtout dans les reins.

Par l'inoculation chez les animaux, M. Wood a déterminé la formation d'un exsudat grisâtre au siège de l'inoculation avec inflammation vive et la mort : le sang, les viscères, la moelle osseuse des animaux

---

(1) *Ferments et Maladies*, 1882.

(2) In *Philadelphia medical Times*, oct. 1881, analysé dans le *Journal de méd. de Paris*, mars 1882.

inoculés présentaient les mêmes organites que chez les individus atteints de diphthérie.

A l'exemple de Letzerich, l'auteur filtre l'urine chargée de microbes et après dessiccation du filtre, en introduit un fragment sous la peau d'un animal : il reproduit ainsi la diphthérie.

Wood a trouvé les mêmes microbes dans l'angine simple et dans la diphthérie maligne, la différence entr'eux résiderait simplement dans leur activité reproductrice qui est beaucoup moindre dans l'angine simple : l'auteur de ces recherches prétend en outre que la dessiccation des pseudo-membranes diphthéritiques fait perdre aux microbes qu'elles renferment une partie de leur virulence.

Ces derniers résultats imposent la plus grande réserve et avant tout contrôle, on peut affirmer que les recherches de M. Wood ont dépassé le but : il est impossible d'admettre les conclusions de l'auteur qui tendent à confondre l'angine simple et l'angine diphthéritique, la première n'étant qu'une manifestation atténuée de la diphthérie.

Tout au plus peut-on admettre que, sous l'influence du froid et par le fait d'un trouble vaso-moteur déterminant à la fois une congestion et des troubles de sécrétion du pharynx, les microbes banals, qui se trouvent mélangés aux sécrétions normales du pharynx, se multiplient et qu'ils apparaissent en très grand nombre dans les produits de sécrétion et au milieu des cellules épithéliales desquamées de la région, mêlées aux exsudats.

M. Cornil a recommandé avec raison de faire surtout l'examen des pseudo-membranes trachéales, car dans celles du pharynx, on trouve les microbes banals ; dans les fausses membranes de la trachée on trouve des micrococcus et des bacillus très nombreux, ces mêmes organites existent dans les ganglions cervicaux hypertrophiés.

Les micrococcus existent surtout vers la face superficielle des fausses membranes. Plus on se rapproche de la face profonde, moins on trouve de microbes et plus de fibrine.

La fausse membrane adhère immédiatement au chorion de la muqueuse, les cellules épithéliales n'existent plus, elles sont tombées avant la formation de la fausse membrane. M. Cornil signale enfin la présence de microbes dans les vaisseaux du choriau ; les parois de ces vaisseaux sont altérées.

Enfin, d'après M. Cornil, les fausses membranes des autres maladies (fièvre typhoïde, rougeole, scarlatine, etc.), auraient la même structure histologique que celles de la diphthérie et actuellement l'inoculation peut seule les différencier.

Cet aveu a une grande importance et montre combien il y a encore à faire avant d'arriver sur ce point à des résultats décisifs.

Résumons en quelques lignes les résultats des travaux publiés sur la nature du contage de la diphthérie.

De nombreux observateurs s'accordent à affirmer la présence de microbes dans l'épaisseur des pseudo-membranes diphthéritiques : ces microbes sont signalés en outre dans l'épaisseur de la muqueuse sous-jacente, à la pseudo-membrane et surtout dans les vaisseaux du chorion : la plupart des observateurs affirment l'existence des mêmes microbes dans les ganglions lymphatiques au voisinage de la région malade ; dans les tissus, dans les viscères et surtout les reins, enfin dans le sang.

Mais au delà de cette constatation l'accord cesse: les divers auteurs décrivent presque tous des microbes de forme et de dimensions différentes ; quelques-uns ont trouvé les microbes de la diphthérie dans des productions pseudo-membraneuses indépendantes de la diphthérie vraie (Cornil), en outre le résultat des inoculations n'est pas toujours tel qu'on puisse conclure à la reproduction de la diphthérie vraie chez les animaux mis en expérience; seul M. Talamon, dans des recherches qui jusqu'à ce jour n'ont pas été confirmées, serait parvenu à isoler le microbe par des cultures et à l'inoculer avec succès, dans une série d'expériences, sur divers animaux.

A la fin de cette rapide analyse, nous pouvons dire avec M. Zuber [1] que, tout en admettant franchement la nature parasitaire des maladies infectieuses et en rendant hommage à la valeur des efforts faits par un grand nombre de travailleurs, il faut se montrer sévère dans l'appréciation des expériences publiées. Nous assistons, dit-il avec raison, à une véritable génération spontanée d'expérimentateurs, dnot les travaux méritent d'être épluchés sévèrement, si on veut éviter les généralisations ambitieuses et les pathogénies hypothétiques.

Il ne faut donc pas se hâter de conclure, et tout en prévoyant le succès plus ou moins prochain des recherches faites pour démontrer l'origine parasitaire de la diphthérie, il est nécessaire d'attendre une nouvelle série de travaux.

---

[1] *Gaz. hebd.*, mars 1882.

Ce serait vraiment une grande et belle découverte que celle du ou des microbes de la diphthérie et des conditions de leur existence : alors seulement, il serait permis d'espérer la découverte corrélative de moyens thérapeutiques efficaces et rationnels, destinés à enrayer la marche de ce terrible fléau des grandes villes.

Malheureusement, la réalisation de cette espérance paraît encore très lointaine, et l'inventaire des moyens de traitement préconisés que nous allons faire nous montrera les hésitations et les tâtonnements de la thérapeutique ; les déceptions et le découragement à côté des illusions et même de l'enthousiasme passager de quelques médecins pour l'emploi de certains moyens thérapeutiques.

Chaque année la thérapeutique de la diphthérie s'encombre de quelque médicament nouveau ou de formules nouvelles dont l'efficacité paraît incontestable à ceux qui en préconisent l'emploi : on pourrait faire un gros volume en réunissant les moyens de traitement spécialement destinés à combattre le croup et l'angine couenneuse : hélas ! ce serait pour constater presque à chaque page une déception. La plupart des médicaments et des formules plus ou moins compliquées dont on veut doter la thérapeutique, n'ont pas été soumis à un contrôle suffisant et le découragement suit de près les insuccès. — Il est utile cependant de faire de temps à autre un inventaire de ces moyens de traitement afin d'y puiser les indications, soit d'une prudente abstention, soit d'une intervention rationnelle.

Un des médicaments dont l'emploi a été fait sur une large échelle et par des mains expérimentées, est la Pilocarpine.

Son emploi dans les manifestations diphthéritiques de la gorge et des voies respiratoires paraissait des plus rationnels : aussi, dès que les premiers travaux de Guttmann (de Constadt) sur la Pilocarpine, furent connus, un très grand nombre de médecins en firent l'essai dans les conditions les plus diverses.

Guttmann avait obtenu des résultats merveilleux (66 guérisons sur 66 malades parmi lesquels 15 cas graves et 33 cas de moyenne gravité), et il annonçait que le spécifique de la diphthérie était trouvé.

Les résultats obtenus par Dehio, Lax, furent moins beaux, mais encore excellents ; bientôt les insuccès succédèrent aux insuccès : et, dès lors, la réserve et le doute remplacèrent l'enthousiasme de la première heure, et, dans ces derniers temps, on est arrivé à considérer la Pilocarpine comme étant souvent inutile et quelquefois nuisible.

La belle observation de M. Lereboullet, publiée par la plupart des journaux de médecine et la guérison qu'elle relate, obtenue sur une petite fille de 11 ans atteinte de diphthérie maligne (angine et croup), fut, en France, le point de départ d'essais nombreux. La question ne pouvait être portée sur un meilleur terrain que la Société médicale des hôpitaux de Paris, et la solution ne se fit pas longtemps attendre.

M. Archambault a contribué plus que tout autre à la provoquer par ses recherches. Sur 26 malades atteints de diphthérie, entrés dans son service à l'hôpital des Enfants-malades de Paris, 18 ont été traités par la Pilocarpine ; sur ce nombre, 8 présentèrent une forme bénigne, 3 une forme toxique et 6 une forme maligne ; le traitement fut institué aussitôt que possible et consistait en injections sous-cutanées de nitrate de Pilocarpine (à la dose de 1 centigr. 1,2 à 3 centigr. par jour, suivant l'âge et la susceptibilité individuelle).

Un traitement tonique (lait, alcool, lavements de peptone) complétait la médication.

Trois seulement des malades guérirent ; tous les autres succombèrent et chez 7 d'entre eux la mort survint le jour même ou le lendemain de la 1re injection. Les 8 malades qui ne furent pas traités par la Pilocarpine succombèrent dans une proportion analogue.

Faisant l'analyse des cas qu'il a observés, M. Archambault conclut que, dans les cas graves, hypertoxiques, l'action physiologique du médicament ne se produit pas.

Dans les autres cas, les effets physiologiques produits (diaphorèse et hypersécrétion bucco-pharyngienne et laryngo-trachéole) sont plus nuisibles qu'utiles. Même quand les fausses membranes se détachent bien, l'empoisonnement général continue à se produire ; enfin la Pilocarpine déprime les malades : presque tous, après quelques injections, sont anéantis, épuisés, ils tombent dans un collapsus rapidement mortel.

Ce sombre tableau ne paraît pas exagéré si on prend la peine de lire les travaux publiés sur le même sujet par un grand nombre de médecins, parmi lesquels nous pouvons citer Schmid, Laschkewitz, Jacobi, Noël, Bernier de Bournonville, Dentan.

En somme, la Pilocarpine n'est ni un spécifique, ni un puissant moyen de traitement des manifestations diphthéritiques. Dans les cas légers, le succès ne peut être attribué à son emploi ; dans les cas graves il faut craindre d'augmenter le collapsus et traiter par ce moyen les cas où le péril vient surtout de la pseudo-membrane et de sa localisation dans le larynx ; dans les cas hypertoxiques, l'action physiologique est à peu près nulle et on augmente le collapsus.

Une contre-indication formelle indiquée par M. Payraudeau (Th. de Paris 1881) existe lorsqu'on soupçonne l'altération du muscle cardiaque.

La Pilocarpine ne peut être , dans le traitement de la diphthérie , qu'un remède d'occasion et, d'une façon constante, on doit l'associer à d'autres moyens (antiseptiques locaux, refrigérants, toniques et stimulants) qui doivent constituer la base même du traitement.

S'il nous fallait passer en revue tous les autres moyens de traitement qui ont été récemment préconisés contre la diphthérie nous atteindrions facilement la vingtaine : cette richesse est la preuve d'une grande et douloureuse indigence.

Nous ne nous arrêterons pas au traitement par la décoction de l'enveloppe fraîche des noix ni à celui des saignées coup sur coup : quoique cette dernière méthode ait eu récemment les honneurs d'une lecture à l'Académie de médecine, on comprend aisément l'inefficacité du premier et les dangers du second.

Le désinfectant si employé, l'acide phénique, a été essayé sous diverses formes : les pulvérisations phéniquées , aidées de l'application locale d'une cravate de glace , ont été employées par M. Lereboullet dans le fait déjà cité à propos de la Pilocarpine. M. Landowski a employé avec succès , comme topique, la glycérine phéniquée (4 à 5 gr. pour 30) et les injections locales d'eau sucrée phéniquée (1 gr. par litre) : concurremment il a fait usage à l'intérieur tantôt du benzoate, tantôt du salicylate de soude quand la fièvre est forte.

Le *camphre phéniqué* est un moyen analogue qui a donné des succès à M. Poulez et à M. Pératé : ils pratiquent des badigeonnages répétés dans l'arrière-gorge avec le mélange suivant :

Acide phénique...... 9 gr. ⎫
Camphre............ 25 gr. ⎬ étendu de partie égale d'huile.
Alcool .... 9 gr. ⎭

A priori, ce mélange, dont le goût est fort désagréable , paraît pouvoir être utile.

Bouchut reconnaît une action antiseptique puissante au coaltar saponisé ou goudron de houille associé à la teinture de Quillaya saponaria. Cette émulsion doit être diluée dans l'eau au 20° ou au 30° : on l'emploie en douches ou injections fréquemment répétées et abondantes dans le pharynx.

Dans le *Journal des Sciences médicales de Louvain*, le Dr Cousot se loue beaucoup de l'emploi du tannin. Mis en suspension à la dose de 10 gr. dans 100 gr. de mucilage de gomme, avec addition de 2 à 10 gr. d'alcool de Menthe, le Tannin est injecté à la fois par les narines et par la bouche. M. Cousot insiste sur le lavage des narines et de l'arrière-cavité des fosses nasales. L'action antiputride du Tannin est bien connue et son emploi paraît rationnel. — On peut faire la même réflexion à propos du sulfate de quinine en applications locales, mais il faut vraiment trop compter à l'avance sur la bonne volonté des enfants et surtout des enfants malades.

Quel qu'il soit, le traitement a beau être rationnel, il viendra souvent échouer contre l'indocilité des malades, et ce n'est pas là une des moindres difficultés du traitement de la diphthérie infantile.

Le copahu et le cubèbe ont encore quelques rares partisans : on suppose que leurs principes aromatiques, en s'éliminant peuvent modifier les muqueuses et favoriser l'expulsion des pseudo-membranes : cette action est problématique, en supposant que l'absorption soit encore suffisamment active dans les voies digestives.

Les médicaments topiques et surtout les caustiques ont eu de tout temps le privilège de faire partie de l'arsenal thérapeutique dans les cas de diphthérie : le nitrate d'argent, la teinture d'iode et surtout le perchlorure de fer sont encore quelquefois employés. Ce dernier a été préconisé à hautes doses à l'intérieur.

Nous y joindrons le sulfate de zinc que recommande le Dr Fubala : il emploie une solution de 15 grammes de ce sel dans 200 grammes d'eau et la porte avec un pinceau dans le pharynx et le larynx ; le Dr Fubala n'aura certainement pas beaucoup d'imitateurs et il est peu de médecins qui voudront augmenter l'angoisse respiratoire de leurs malades en introduisant dans leur larynx une solution caustique dont l'effet curatif est douteux.

L'acide boracique (7 gr.) mélangé à la glycérine et à l'eau (15 gr. de chaque) et employé en badigeonnages, toutes les heures, sur les surfaces malades, a donné des succès à M. Harries : les applications doivent être continuées jusqu'au 8e jour.

M. Lolli (de Trieste) donne comme moyen efficace de traitement la formule complexe suivante :

Eau de chaux................	450 gr.
Sesquichlorure de fer.........	1 à 3 gr.
Acide phénique..............	1 à 3 gr.
Miel rosat....................	30 gr.

on l'emploie sous cette forme en badigeonnages et à l'intérieur on donne la même solution par cuillerées à bouche, de 2 en 2 heures, mêlée à 3 fois son volume d'eau.

Je ne fais que signaler l'emploi à l'intérieur du Bioxalate de potasse aidé par la tisane d'oseille fraîches : le D' Cornilleau prétend par ce moyen arrêter le développement des microbes.

M. Waren propose comme remède efficace contre la diphthérie un mélange bizarre dans lequel la glycérine, le thymol, le chlorate de potasse, le bisulfate de quinine et le cognac se donnent rendez-vous.

Dans cette énumération on peut découvrir çà et là quelques essais de thérapeutique rationnelle par l'emploi des agents antiseptiques.

La résorcine dont la puissance antifermentescible, la grande solubilité et la saveur nulle ont été mises en relief par le D' Anders aurait aussi donné de bons résultats entre ses mains : cet agent mérite certainement d'être expérimenté avec soin et persévérance. Enfin je dois signaler les insufflations de fleurs de soufre non lavé répétées trois à quatre fois par jour et qui comptent un certain nombre de succès.

Par une autre série de moyens on a cherché à agir sur les fausses membranes diphthéritiques pour les dissoudre et faciliter leur expulsion : le traitement local a été presque toujours le principal objectif des efforts des thérapeutistes : or, la pseudo-membrane n'est qu'une manifestation locale d'un processus infectieux général et c'est ce dernier qu'il faudrait chercher à atteindre.

Il ne faut donc pas accorder une grande importance aux efforts dirigés contre la pseudo-membrane actuelle.

M. Vidal a trouvé que l'acide tartrique était un agent actif de dissolution, de dissociation des pseudo-membranes : il les touche et les imbibe avec le liquide suivant :

Acide tartrique....................	10 gr.
Eau distillée de menthe...........	25 gr.
Glycérine.......................	15 gr.

M. Hale White prétend avoir obtenu de bons effets par l'instillation dans la canule d'un enfant trachéotomisé d'un glycérolé de pepsine préparé avec aussi peu de glycérine que possible et employé à chaud. Il n'y a pas eu, à notre connaissance, d'autres essais du même moyen.

M. Bouchut a fait l'essai du suc de Carica Papaya sur les fausses membranes diphthéritiques. Elles se dissolvent en quelques heures à froid dans une solution au tiers de cette substance. M. Bouchut prétend être arrivé à faire dissoudre et digérer sur place les pseudo-membranes de la diphthérie. Celles-ci une fois imprégnées ne peuvent se dissoudre, elles s'amincissent, se désagrègent et finissent par disparaître.

Cette revue rapide nous montre de nombreux essais ; les uns soumis au contrôle, n'ont pas donné les succès annoncés par leurs auteurs, les autres attendent encore l'expérimentation.

Jusqu'au jour où on connaîtra exactement l'agent de la diphthérie, où on pourra l'isoler et étudier les moyens qui sont capables de modifier sa vitalité en l'amoindrissant, le traitement de la diphthérie sera plein d'incertitudes et de tâtonnements.

Tous les médecins s'accordent à instituer d'abord un traitement tonique, capable de soutenir les forces du malade : la prolongation de la lutte donne quelquefois le moyen d'atteindre le moment où la vitalité du contage diphthérique est affaiblie.

Les toniques sous toutes leurs formes sont donc la base du traitement de la diphthérie; les applications locales de glace ou d'eau glacée, capables de diminuer la vitalité du contage, les lavages fréquents et abondants avec des liquides antiseptiques (phéniqués, salicylés, tanninés), les badigeonnages avec des caustiques (perchlorure de fer), des antiseptiques (résorcine...) tels sont encore, judicieusement combinés, les divers moyens que nous pouvons opposer à la diphthérie.

Il est malheureusement des cas où, dès le début, l'empoisonnement est tel et les forces si déprimées que toute intervention devient absolument impuissante ; nous en avons de douloureux exemples dans ces internes des hôpitaux d'enfants qui, dans l'exercice de leurs fonctions, en contact incessant avec les diphthériques, saturés par les germes de cette terrible maladie pour laquelle l'immunité ne paraît s'acquérir que difficilement, succombent en quelques jours à ce terrible fléau des grandes agglomérations urbaines.